# VITA DA FARMACISTA: strafalcioni in farmacia

# Libro antistress, unico e sarcastico per farmacisti e studenti di farmacia

# Vorrei un samsonite

# Vorrei un pacco di cotone IDRAULICO

# Acqua di sornione grazie

# Eurosol con la soluzione psicologica

# Qualcosa per far aumentare le tette a mia figlia

# Lenti a contatto mensili con gradazione

1.5 euro

# Qualcosa per far crescere i denti

Mi serve il
venoruton…
serve per la
circonvallazione?

# Ha qualcosa per le vene vorticose?

# Supposte di glicerina di Carlo Alberto

"La tosse è secca o grassa?"

"normale"

Mi dia una
cavigliera per la
rotula della
caviglia...perchè
ho avuto
un'estorsione...

"La bilancia è a pagamento?"

-no,signora"

"allora posso pesare il trolley che devo partire?"

# L'infiammatorio per la tormenta nelle gengive

# Signorina ho le vene vanitose

# Mia moglie ha l'ACCESSO al dente

# Un test gravitazionale, per favore

# Vorrei la pillola ANTIcontraccettiva

# I fermenti elastici

# Voi lo fate l'esame del polistirolo?

# Vorrei una crema per le arachidi

# Una pomata ANTISfiiammatoria

# Vorrei qualcosa che non faccia male allo stomaco... sa, io ho l'ernia letale!

# Mi dia lo spray anale

# Avete i collutori per gli occhi?

# Mi dà un bicchiere di pipì?

# L'aspirina incandescente

# Mi dà un buttalax?

# Mia figlia prende le "metro" (medrol) per l'allergia...

"Dottore un collirio per una mia amica"
-Ha gli occhi rossi?'
"no azzurri!"

# Mi dà il filo interdentale a fionda

# Mi dia UNA TANTUM collutorio

# Vorrei
# Halloween bustine

# Avete il talco mandorlato?

# Mi dà le supposte di glicemia

Un cliente acquista una pomata per il suo cane. "Scarica?" e lui "Sì, ma non ho con me la Tessera Sanitaria del Cane"

# Avete il gel vaginale della duracell?

# Devo fare l'eurosol

# Avete i fermenti al lattice?

# Dottore io soffro di ernia glaciale

# Pannoloni per il continente

# Dottoressa, mi posso lavare i denti con il Tot Verde?

# Dottore, mi servono le supposte balsamiche

# Mio figlio ha il tunnel carpazio

"Mia moglie ha una tosse, datemi qualcosa..."
-Com'è grassa o secca?...
"più o meno come lei!"

# Mi può dare la pillola Yamamay?

# Mi dia l'amaro micidiale Giuliani

# Mi date delle gocce per gli occhi rossi..ma no a collirio..perchè non mi fa effetto!

Dottoressa,scusi, non l'ho mai capito,abbiamo guardato pure su internet,ma è più forte 500 o 1000?

Ha qualcosa di
efficace per la
nevralgia del
trigesimo?

# Per la ricetta veterinaria le devo dare il codice fiscale del cane?

# Vorrei una medicina antibambini

# Un cataclisma per neonati, grazie

"Salve vorrei dei preservativi"
-Certo, vuole il pacco da 6,da 9?
"e no mi dispiace la taglia non la so..."

Dottoressa, mia figlia ha le crostate nelle orecchie (croste).

Mi serve una pomata.

"Vorrei un
collirio"

- Si certo, di che
tipo?

"Per gli occhi"

# Un contenitore per l'analisi delle felci!

Vorrei uno spruzzino per la gola e anche uno per il naso... magari lo stesso

Mi serve qualcosa per questa LOMBARDIA (lombalgia)!

# Mi dia il genetico

# La crema per le tonsille dietro

# Mi dà l'oki dei cinque minuti?

Dottore sono sempre raffreddato, ma forse ho le difese UMANITARIE basse?

Scusi, il collirio lo metto prima o dopo i pasti?

"Dottore,quando respiro mi fa male qua"(toccandosi il petto).

-ma dove,allo sterno?

"No,all'interno !"

# Il voltaren
# LIMONGEL

# Serve la tessera solitaria?

# Vorrei il viakal antistaminico... (xyzal)!

# Vorrei le bustine dei pompieri" (Gaviscon)

Dottoressa ho un problema:il pollice del piede mi buca il calzino..che ci posso mettere?

Il dottore mi ha
messo
l'ESTINZIONE
sulla ricetta?

Dottore mi da lo sciroppo SEXI?
(Seki)

# Vorrei una crema per la stanchezza vaginale.

Mi da una vaschetta per mettere a bagno la prostata di mio marito?

Dottore come mai pago il tiket, io sono ASSENTE!

# Mio marito è estinto, non paga il tic.

# Avete la pillola per sterminare i cani?

(sverminare)

Buonasera, vorrei
il narghilè per
tirare il muco al
bambino.

# Vorrei lo sciroppo in compresse

# Buongiorno, vorrei una crema per la stanchezza vaginale.

# Dottore, mi serve la Pasta nissan

# Buongiorno, vorrei la Soluzione fisicologica

# Avete lo spazzolino dei marines?

# Dottoressa, mi dia il Levolacqua

# Buonasera, avete il Tachidec?

# Dottore, a mia moglie serve il Ginocanestro

# Buongiorno, mi serve il cristiere

# Dottoressa, a mio figlio serve l'eterogermina

# Buonasera, ho bisogno dell'attacchipirina

# Dottore, mi dia il Vicksmediaset

"Ho la ricetta sul telefono, la aiuto se le dico il numero?"

- Si certo

"Quattromiliardicentocinquantamilioni..."

Mi dà il Fluimuicil? -Compresse effervescenti o in buste? "Quanto ci mette la compressa a sciogliersi? Fa prima la busta?"

# Mi dia della
# TINTURA DI ODIO

# Mi dia una pomata per la distrazione al piede sinistro. (distorsione)

# Vorrei dei profilattici vivi.
## (fermenti lattici vivi)

Vorrei un ciuccio
antiatomico.
(anatomico)

# Vorrei della tachipirigna

Vorrei provare un prodotto omeopatata.

# Vorrei una pomata beta gentile.

"Mi servirebbe una pomata per i dolori, me l'ha consigliata una signora dicendo che a lei fa tanto bene"

- Le ha detto come si chiama?

"Sì, Assunta"

9 798598 326190